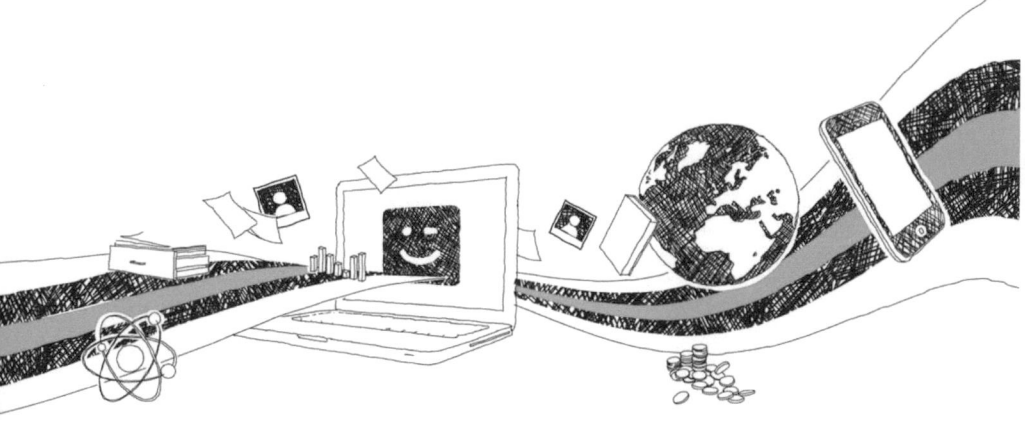
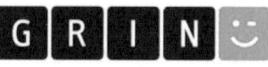

Bibliografische Information der Deutschen Nationalbibliothek:

Die Deutsche Bibliothek verzeichnet diese Publikation in der Deutschen National-
bibliografie; detaillierte bibliografische Daten sind im Internet über http://dnb.d-
nb.de/ abrufbar.

Impressum:

Copyright © 2008 GRIN Verlag, Open Publishing GmbH
Druck und Bindung: Books on Demand GmbH, Norderstedt Germany
ISBN: 9783640619207

Dieses Buch bei GRIN:

http://www.grin.com/de/e-book/150329/zum-deutschen-praeventionsgesetz

Torsten Sauer

Zum deutschen Präventionsgesetz

GRIN Verlag

Universität – Bielefeld

Weiterbildendes Fernstudium
Angewandte Gesundheitswissenschaften

Hausarbeit zur 2. Studienbegleitenden Prüfung

Präventionsgesetz

Vorgelegt von: Torsten Sauer

Vorgelegt am: 31.März 2008

Inhaltsverzeichnis

Einleitung

Die Prävention soll neben der Akutbehandlung, Rehabilitation und Pflege zur vierten Säule im Gesundheitswesen ausgebaut werden. Um dieses Ziel zu erreichen, hat der Gesetzgeber mehrere Strategien und Maßnahmen entwickelt und implementiert, unter anderem ein Präventionsgesetz auf den Weg gebracht, welches jedoch bis dato nicht verabschiedet werden konnte.

Ziel dieser Arbeit ist es daher, einen Überblick über die aktuellen Entwicklungen zur Prävention zu liefern, indem die Frage geklärt werden soll, welche Auswirkungen durch eine Stärkung der Prävention für die Gesundheitsberufe zu erwarten sind.

Im ersten Kapitel werden „Theoretische Grundlagen" zur Prävention vermittelt, es werden die gesellschaftlichen Probleme und präventiven Potentiale dargestellt und die verschiedenen Arten und Ebenen von gesundheitlicher Prävention erläutert. Das Kapitel 2 befasst sich mit dem geplanten Präventionsgesetz. Zunächst werden die Ziele und Anforderungen des Gesetzes beschrieben, anschließend werden die, nach dem Entwurf des Gesetzes vorgesehenen, Finanzierungsträger von Präventionsmaßnahmen genannt. Das Ende dieses Kapitels beschäftigt sich mit der Rolle der Krankenkassen im Rahmen des Präventionsgesetzes.

Zum Schluss dieser Arbeit werden die möglichen Konsequenzen aufgezeigt, die durch eine Stärkung der Prävention für die Berufe im Gesundheitswesen zu erwarten sind.

1 Theoretische Grundlagen

1.1 Gesellschaftliche Probleme und präventive Potentiale

Die gesundheitliche Lage der Bevölkerung sowie das Gesundheitssystem in Deutschland werden durch den demographischen Wandel und die wirtschaftlichen und sozialen Entwicklungen beeinflusst. Die demographische Bevölkerungsentwicklung hat bereits, insbesondere durch den wachsenden Anteil alter Menschen, zu Veränderungen in der Art und in der Häufigkeit von Erkrankungen geführt. Im Bezug auf die Art der Erkrankungen ist eine Verschiebung von akuten hin zu chronischen Erkrankungen festzustellen. Dazu kommt die Tatsache, dass ältere Menschen generell häufiger krank werden als junge Menschen. Diese Entwicklung ist auch in anderen Industrienationen zu erkennen. Bei alten Menschen liegt zudem häufig eine so genannte Multimorbidität (Vielfacherkrankung) vor. Die häufigsten chronischen Erkrankungen bei älteren Menschen sind Diabetes mellitus, hoher Blutdruck, chronische obstruktive Lungenerkrankung, cerebrale Erkrankungen (Ischämien) und Herz-Kreislauf-Erkrankungen (Brenner, Weyerer, Steinhagen-Thiessen 2002, S. 130-158).

Die oben beschriebenen Veränderungen des Krankheitsspektrums haben zur Folge, dass medizinische Leistungen überdurchschnittlich erhöht in Anspruch genommen werden (BMGS 2005, S. 1-2). Durch gezielte Maßnahmen der Prävention und Gesundheitsförderung können jedoch mögliche negative Auswirkungen auf das Gesundheitssystem verhindert werden, und der Großteil der sonst erforderlichen Gesundheitsausgaben vermieden werden. Dabei muss Prävention als eine gesamtgesellschaftliche Aufgabe verstanden werden (Apitz & Winter 2004, S. 2-3). Gesundheitliche Prävention ist aber nicht nur auf individueller Ebene von Bedeutung. Auch im internationalen Vergleich, kann die Gesundheit der Bevölkerung in Deutschland insgesamt, ein wichtiger Faktor für die Wettbewerbsfähigkeit der Unternehmen sein (BMGS 2005, S. 1-2).

Für viele chronische Erkrankungen im Alter sind Risikofaktoren wie Bewegungsmangel, falsche Ernährung, Stress, Sucht und physische sowie psychische Belastungen am Arbeitsplatz bereits bekannt. So ist falsche Ernährung ein Risikofaktor für Übergewicht, Diabetes mellitus oder Bluthochdruck. Dagegen steigt bei mangelnder Bewegung das Risiko an einer koronaren Herzkrankheit zu erkranken (Lauterbach & Stock 2004, S. 13). Diese Risikofaktoren haben einen negativen Einfluss auf die Gesundheit von Kindern und Jugendlichen, Erwerbstätigen sowie älteren Menschen. Besonders die Gruppe der Erwerbstätigen leidet unter den gesundheitlichen Auswirkungen, welche zu Fehlzeiten, Arbeitsunfähigkeit und sogar zum vorzeitigen Verlust der Arbeitsfähigkeit führen können. Hier kann das Konzept der betrieblichen Gesundheitsförderung zu einer Reduzierung der Risiken führen und somit die Anzahl der erkrankten Personen verringern.

In Zukunft wird die Prävention eine wichtige Rolle in der Bewältigung gesellschaftlicher Probleme spielen (BMGS 2005, S. 2-3).

Bisher werden jedoch lediglich ca. 4,5 % der Gesamtausgaben für Gesundheit in Prävention und Gesundheitsförderung investiert (Apitz & Winter 2004, S. 4). Obwohl es nach Einschätzung des Sachverständigenrates zur „Konzertierten Aktion im Gesundheitswesen" als erwiesen gilt, dass durch Prävention und Gesundheitsförderung rund 25-30 % der Gesundheitsausgaben in Deutschland vermieden werden könnten (SVR 2000/2001). Es scheint daher höchste Zeit, das Gesundheitswesen durch eine Stärkung der präventiven Maßnahmen und der Gesundheitsförderung grundlegend neu auszurichten (Apitz & Winter 2004, S. 5-6). Durch zielgruppenorientierte Präventionskonzepte und durch eine Modifikation der bekannten Risikofaktoren wie z. B. Fehlernährung oder Bewegungsmangel scheint es möglich zu sein, die Inzidenzraten (Neuerkrankungsraten) der wichtigsten „Volkskrankheiten" in der Bevölkerung zu beeinflussen (Lauterbach & Stock 2004, S. 16).

Grundsätzlich gilt, dass je früher eine Erkrankung erkannt und behandelt wird, desto größer sind letztendlich die Chancen auf eine Heilung. Von daher bieten gerade Vorsorge- und Früherkennungsuntersuchungen ein enormes präventives Potential. Beispielsweise wird durch die frühzeitige Feststellung eines erhöhten Blutzuckerspiegels, der Umgang mit Diabetes leichter erlernt und dadurch zusätzliche Folgeerkrankungen vermieden (Die Prävention 2008).

Derzeit sind ca. 4 Millionen Menschen in Deutschland von Diabetes mellitus betroffen. Die jährlichen Ausgaben, die durch die Behandlung von Patientinnen oder Patienten verursacht werden, belaufen sich auf ca. 30 Mrd. Euro. Aufgrund der zunehmenden Anzahl von Kindern und Jugendlichen, die an Übergewicht leiden, ist in Zukunft mit einer erhöhten Prävalenz zu rechnen. Prävention und Gesundheitsförderung kann hier bereits im Kindes- und Jugendalter das eigene Bewusstsein dahingehend schulen, dass durch eine gesundheitsbewusste Lebensführung die Gesundheit und Lebensqualität aktiv mitgestaltet werden kann (Altgeld & Kolip 2004, S. 41-51).

Das Potential von gesundheitsfördernden und präventiven Maßnahmen erstreckt sich über das gesamte Leben. Jeder vierte Bundesbürger ist bereits jetzt über 60 Jahre alt. Des Weiteren führt die steigende Lebenserwartung zu einem wachsenden Anteil von älteren Menschen in der Gesamtbevölkerung (Die Prävention 2008). Alt zu werden und dabei gesund zu bleiben, wird somit zu einem primären Ziel innerhalb unserer Gesellschaft (BMGS 2005, S. 3). Aus der „Altersforschung" wissen wir heute, dass "Prävention zu einer Verbesserung von Gesundheit, Wohlbefinden und Lebensqualität führen kann". Sowohl auf individueller als auch auf gesellschaftlicher Ebene werden jedoch die Potenziale des Alters nicht ausreichend ausgeschöpft (BMG 2006, S. 5-6).

1.2 Begriffe der Prävention

Gesundheitliche Prävention oder auch Krankheitsverhütung, versucht durch gezielte Aktivitäten Krankheiten zu verhindern, weniger wahrscheinlich zu machen oder zu verzögern (Laaser & Hurrelmann 2000, Leppin 2004 zit. n. Bertelsmann 2007).

Im Fokus von präventiven Interventionen steht in der Regel die Verhütung einer bestimmten Krankheit. Während sich die kurative Medizin mit der Diagnose und der Behandlung von Erkrankungen beschäftigt, setzt die Prävention bereits vor dem Eintreten der Krankheit ein (Bertelsmann 2007, S. 63-64). Das Hauptziel von Präventionsmaßnahmen ist dabei die Inzidenzraten in der Bevölkerung zu senken und die Lebensqualität jedes Einzelnen zu verbessern (Schwartz & Walter 1998, S. 151-153).

Prävention kann in drei verschiedene Ebenen eingeteilt werden:

1. **Die Primärprävention**, ist ausgerichtet auf die Vermeidung von Erkrankungen. Zeitlich setzt sie vor Eintritt einer gesundheitlichen Schädigung ein, wobei Risikofaktoren wie z. B. ein erhöhter Blutzucker oder Bluthochdruck erkannt, beeinflusst bzw. verhindert werden. Eine der effektivsten Maßnahmen der Primärprävention sind Impfungen.

2. **Die Sekundärprävention**, setzt zwischen dem physiologischen Beginn einer Erkrankung und dem erstmaligen Auftreten von klinischen Symptomen, aufgrund derer eine Krankheit durch einen Arzt diagnostiziert werden kann, ein. Durch die frühzeitige Krankheitserkennung ist eine vollständige Heilung noch möglich. Vorsorge- und Früherkennungsuntersuchungen wie „Check-up's" oder Untersuchungen der Krebsvorsorge können Inhalt solcher sekundären Präventionsmaßnahmen sein.

3. **Die Tertiärprävention**, anders als bei den soeben beschriebenen Ebenen der Prävention, beschäftigt sich diese dritte Ebene mit bereits eingetretenen Erkrankungen. Der Zielgedanke ist hierbei, dass Folgeerkrankungen und eine Verschlechterung des Zustandes verzögert, begrenzt oder verhindert werden. Im Rahmen der Tertiärprävention können Patientinnen oder Patienten nach einem Schlaganfall, die Funktionsfähigkeit des Bewegungsapparates wiederherstellen. Des Weiteren kann das Risiko eines weiteren Schlaganfalls durch die Veränderung des Lebensstils reduziert werden (Die Gesundheitsreform 2008, BMG 2006, S. 6-8).

Sowohl bei der Sekundärprävention als auch bei der Tertiärprävention gibt es ein Stadium, indem eine Unterscheidung zwischen der Prävention und der Kuration, der Heilung von Krankheiten in der Medizin, nicht mehr möglich ist. Eine weitere Ebene stellt die so genannte „Primordialprävention" da. Darunter versteht man Aktionen, welche noch vor Beginn einer Exposition durchgeführt werden. Hier kann man auch von Gesundheitsförderung sprechen, worauf am Ende dieses Kapitels näher eingegangen werden soll (Bertelsmann 2007, S. 64-65).

Die nachfolgende Abbildung nach Bertelsmann (2007) soll die Eingriffspunkte der Präventionsmaßnahmen und den zeitlichen Verlauf einer Erkrankung verdeutlichen.

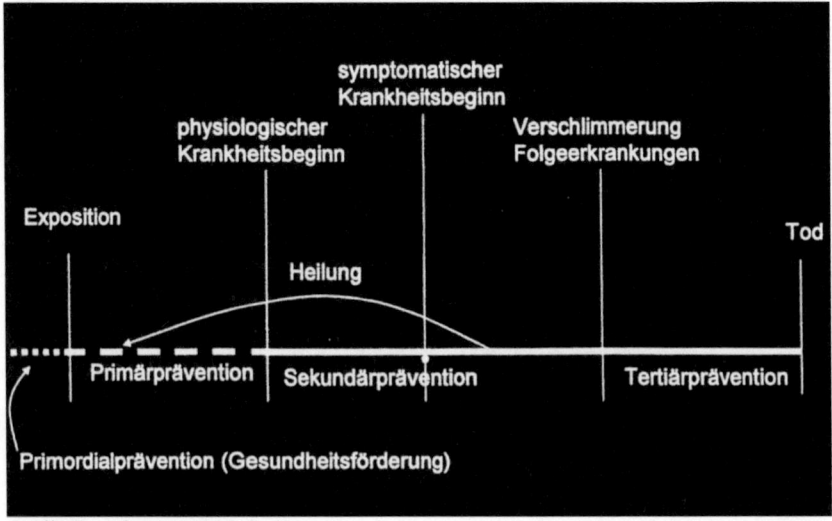

Quelle: Bertelsmann 2007, S. 65

Für die Einteilung von Präventionsstrategien gibt es allerdings zwei Möglichkeiten. Die eine Möglichkeit ist die Einteilung nach dem Eingriffszeitpunkt, wie oben dargestellt, die andere Möglichkeit ist eine Einteilung nach Handlungsstrategien. Man unterscheidet „Verhaltensprävention und Verhältnisprävention". Die Verhaltensprävention konzentriert sich auf gezielte individuumsbezogene Maßnahmen, während die Verhältnisprävention versucht Einfluss auf die äußeren Lebenssituationen zu nehmen. Beispiele für Verhaltensprävention sind Ernährungsberatung, Verkehrserziehung und Patientenschulungen für Diabetiker, um besser im Alltag mit der Krankheit umzugehen. Typische Maßnahmen der Verhältnisprävention sind Arbeitsschutz, Erhöhung von Tabak- und Alkoholsteuern sowie die Schaffung gesunder Lebensräume (Bertelsmann 2007, S. 66).

Gesundheitsförderung

Das gemeinsame Ziel der beiden Handlungsfelder Prävention und Gesundheitsförderung ist es, gesunde Menschen und eine gesunde Bevölkerung zu erhalten. Bei der Blickrichtung besteht jedoch ein wesentlicher Unterschied zwischen diesen beiden. Während Prävention die Entstehung und das Fortschreiten von Krankheiten verhindern soll, stellt die Gesundheitsförderung die individuelle Lebensqualität in den Fokus ihrer Maßnahmen, und baut auf dem Modell der Salutogenese von Antonovsky auf. Hierbei verzichtet die Gesundheitsförderung auf eine dichotome Trennung von Gesundheit und Krankheit (Bertelsmann 2007, S. 63ff). Bertelsmann (2007) definiert den Begriff Gesundheitsförderung wie folgt: "Das Ziel der Gesundheitsförderung ist die Stärkung der gesundheitlichen

Entfaltungsmöglichkeiten von Menschen durch eine Verbesserung ihrer Lebensbedingungen" (Bertelsmann 2007, S. 63).

Die WHO setzt bei der Gesundheitsförderung auf den so genannten „Setting-Ansatz". Dieser auf die Lebensräume, Lebensbereiche, sozialen Systeme sich beziehende Ansatz gilt als Schlüsselstrategie in der Gesundheitsförderung. Besonders effektiv ist Gesundheitsförderung, wenn sie gesundheitsfördernde Maßnahmen innerhalb solcher Strukturen gestaltet, in denen Menschen gemeinsam einen großen Teil ihrer Zeit verbringen, etwa in Schulen oder Betrieben (Bertelsmann 2007, S. 75).

Laut Gutachten des Sachverständigenrates zur „Konzertierten Aktion im Gesundheitswesen" aus dem Jahr 2000/2001 sollen sich Präventionsstrategien nicht nur darauf beschränken, vorhandene oder mögliche Risikofaktoren zu beeinflussen, vielmehr sollen sie auch gesundheitsdienliche Ressourcen des Einzelnen bzw. der Zielgruppen vermehren. Der Sachverständigenrat (SVR) empfiehlt weiter, dass Prävention und Gesundheitsförderung nicht als Gegensätze verstanden werden sollen, sondern als zwei sich ergänzende Handlungsbereiche zur Senkung von Inzidenzraten in der Bevölkerung. Auch nach der Meinung des Gesetzgebers soll die Prävention gemäß § 20 SGB V (Sozialgesetzbuch - Fünftes Buch - Gesetzliche Krankenversicherung) sowohl der gezielten Krankheitsverhütung als auch der Gesundheitsverbesserung dienen.

Eine entscheidende Variable bei der Durchführung von präventiven Projekten, in denen sich Belastungssenkung und Gesundheitsförderung ergänzen, ist die Mobilisierung und Aktivierung der Zielgruppen. Die Erfahrungen aus der AIDS-Prävention und der Betrieblichen Gesundheitsförderung zeigen, dass durch die Unterstützung und Förderung von Kommunikation und Gruppenzusammenhalt Risikofaktoren erkennbar werden und durch Belastungsminderung sowie durch Ressourcenvermehrung reduziert werden können (SVR 2000/2001).

2 Das Präventionsgesetz

Neben Akutbehandlung, Rehabilitation und Pflege soll der Bereich der Prävention zur vierten Säule im Gesundheitswesen ausgebaut werden. Um dieses Ziel zu erreichen, hat das Bundesministerium für Gesundheit und Soziale Sicherung (BMGS) im Jahr 2004 eine Strategie zur nachhaltigen Stärkung von Prävention und Gesundheitsförderung entwickelt. Diese Strategie beinhaltet mehrere Elemente. So wurde im Juli 2002 auf Initiative und mit persönlicher Beteiligung von Bundesministerin Ulla Schmidt das Deutsche Forum Prävention und Gesundheitsförderung gegründet (Apitz & Winter 2004, S. 9). Das Forum ist eine gemeinsame Plattform aller relevanten Akteure aus dem Bereich der Prävention bzw. der Gesundheitsförderung. Es befasst sich mit der Umsetzung von Maßnahmen, vereinbart übergreifende Ziele und unterstützt die Kommunikation der einzelnen Akteure (Die Gesundheitsreform 2008). Ein weiteres Element ist die jährliche Verleihung des Deutschen Präventionspreises durch das Bundesministerium für Gesundheit gemeinsam mit der Bertelsmann-Stiftung. Beide Elemente sollen dazu beitragen, das Thema Prävention und Gesundheitsförderung transparenter zu machen und in den Fokus der Öffentlichkeit zu stellen (Apitz & Winter 2004, S. 11).

Mit der Vorlage des Entwurfs eines Präventionsgesetzes im Jahr 2004, hatte die damalige rot-grüne Koalition einen notwendigen rechtlichen Rahmen für eine nachhaltige Stärkung von Prävention angestrebt und erfüllte somit den Koalitionsvertrag 2002 (Robertz-Grossmann &

Prümel-Philippsen 2006, S. 12). Das Präventionsgesetz ist ebenfalls ein Bestandteil der oben erwähnten Strategie und wird in diesem zweiten Kapitel ausführlich behandelt.

Der im Jahr 2004 veröffentlichte erste Entwurf eines „Gesetzes zur Stärkung der gesundheitlichen Prävention" wurde am 02.02.2005 vom Bundeskabinett beschlossen und durch den Bundestag am 22.04.2005 mit den Stimmen der Regierungsmehrheit verabschiedet. Aufgrund der darauf folgenden Neuwahl-Ankündigung von Gerhard Schröder wurde jedoch der Entwurf im parlamentarischen Gesetzgebungsverfahren gestoppt. Die jetzige Große Koalition hat ebenfalls ein Präventionsgesetz für die laufende Legislaturperiode angekündet. Das Bundesministerium für Gesundheit hat deshalb bereits ein Eckpunktepapier für ein Präventionsgesetz im September 2007 vorgelegt (Eberle 2007, S. 39).

Zunächst sollen einmal die wesentlichen Aspekte aus dem vorliegenden Entwurf des Präventionsgesetzes aufgezeigt werden. Die Ausführungen beziehen sich auf die Fassung vom 02.03.2005 und teilweise auf das Eckpunktepapier vom 11.09.2007.

2.1 Ziele und Anforderungen

Der Grundgedanke des Präventionsgesetzes (PrävG) ist der, dem Auftreten von Krankheiten und ihrer Verschlimmerung entgegenzusteuern, Erwerbsunfähigkeit und Behinderung sowie Pflegebedürftigkeit zu vermeiden bzw. zu verzögern. Wobei geschlechtsspezifische und sozial bedingte Ungleichheiten von Gesundheitschancen abgebaut werden sollen (§ 1 u. 3 PrävG 2005).

Mit Hilfe des Gesetzes soll ein Paradigmenwechsel innerhalb des Gesundheitssystems vollzogen werden, der die Prävention zur vierten Säule im Gesundheitssystem neben der Akutbehandlung, Rehabilitation und der Pflege werden lässt. Es sollen des Weiteren neue Strukturen geschaffen werden, die eine Förderung der Zusammenarbeit der Sozialversicherungsträger untereinander auf Bundes-, Landes- und kommunaler Ebene ermöglicht. Unter dem Begriff „soziale Präventionsträger" werden im Entwurf die Sozialversicherungsträger, die Gesetzliche Kranken-, Renten-, Pflege- und die Unfallversicherung zusammengefasst. Aber nicht nur die „sozialen Präventionsträger" haben einen gesetzlichen Auftrag zur gesundheitlichen Prävention, sondern auch die Eigenverantwortung der Bürgerinnen und Bürger für ihre Gesundheit ist im Gesetz fest verankert.

Die Maßnahmen der gesundheitlichen Prävention sollen sich auf Primärprävention und Gesundheitsförderung konzentrieren und umfassen individuelle, verhaltensbezogene Interventionen der verschiedenen sozialen Präventionsträger sowie gemeinsame „Setting-Ansätze" auf Landes- bzw. kommunaler Ebene. Das Präventionsgesetz definiert in seinem § 17 den „Setting-Ansatz" als Leistungen zur Prävention und Gesundheitsförderung in Lebenswelten. Auf Bundesebene sollen Konzepte zur gesundheitlichen Aufklärung durch die sozialen Präventionsträger zusammen mit der Bundeszentrale für gesundheitliche Aufklärung erarbeitet und implementiert werden (§ 2 ff PrävG 2005).

In den einzelnen Sozialgesetzbüchern werden die bislang heterogen verwendeten Begriffe der Primär-, Sekundär- und Tertiärprävention sowie der Gesundheitsförderung harmonisiert (Apitz & Winter 2004, S. 11). Hierbei werden erstmals primärpräventive Leistungen als Aufgabe der Renten- und Pflegeversicherung festgeschrieben (Robertz-Grossmann & Prümel-Philippsen 2006, S. 13). Laut dem Eckpunktepapier von 2007 soll, vorausgesetzt das

Bundesarbeitsministerium gibt seine Zustimmung, auch die Arbeitslosenversicherung an der Prävention beteiligt werden (Eberle 2007, S. 39).

Nach Robertz-Grossmann & Prümel-Philippsen (2006) soll das Präventionsgesetz letztendlich den Rahmen vorgeben für:

> mehr Ressourcen für Primärprävention sowie lebensweltbezogene Prävention

> mehr Zielorientierung

> Verminderung sozial bedingter Ungleichheit von Gesundheitschancen

> mehr und verbindliche Qualitätssicherung

> die Einbeziehung der Kranken-, Renten-, Unfall- und Pflegeversicherung (Robertz-Grossmann & Prümel-Philippsen 2006, S. 14).

2.2 Finanzierung von Prävention

Bei der Finanzierung von Präventionsmaßnahmen sollen alle Sozialversicherungsträger anteilig beteiligt werden. Ein Gesamtvolumen von jährlich 250 Millionen Euro teilt sich auf die einzelnen Träger wie folgt auf: GKV 180 Mio. €, GRV 40 Mio. €, GUV 20 Mio. € und 10 Mio. € von der PflV. Diese Gesamtausgaben haben jedoch keinen Einfluss auf die Beitragssätze (Begründung zum PrävG 2005, S. 6). Das vom Bundesministerium für Gesundheit (BMG) aktuell vorgelegte Eckpunktepapier geht sogar von einem jährlichen Gesamtbudget von 350 Mio. € aus. Auch hiernach wäre die Gesetzliche Krankenversicherung der größte Einzahler im Bereich Prävention mit insgesamt 250 Mio. € (Eckpunktepapier 2007, S. 4f).

Die aufkommenden Geldmittel sollen zu 20 % in eine neu geplante Stiftung auf Bundesebene unter dem Namen „Stiftung Prävention und Gesundheitsförderung" fließen. Zu den Aufgaben der Stiftung, Koordination und Unterstützung des Präventionsgesetzes, gehört die Festlegung von Präventionszielen und ihrer Konkretisierung in Teilzielen, Durchführung von Modellprojekten, ergänzende lebensweltbezogene Maßnahmen sowie bevölkerungsbezogene Aufklärung in Zusammenarbeit mit den Ländern und Qualitätssicherung. Mit jeweils 40 % aus dem Gesamtetat sollen Maßnahmen in Lebenswelten (Settings) auf Landesebene beispielsweise in Kindergärten oder Schulen sowie für eigenverantwortliche Maßnahmen der einzelnen Sozialversicherungsträger z. B. für Kurse und betriebliche Gesundheitsförderung finanziert werden (Begründung zum PrävG 2005, S. 6f).

Von Seiten der Selbstverwaltung der Spitzenverbände der gesetzlichen Krankenkassen wird kritisiert, dass sowohl nach dem Entwurf von 2005 als auch nach dem neuen Eckpunktepapier, Bund, Länder und Kommunen nicht an der Finanzierung von Präventionsmaßnahmen beteiligt werden sollen (Arbeitsgemeinschaft der Spitzenverbände der gesetzlichen Krankenkassen 2007, S. 1). Lediglich die Private Krankenversicherung soll laut Eckpunktepapier über eine Sonderabgabe an der Finanzierung der Settingleistungen und der Stiftung beteiligt werden (Eberle 2007, S. 39).

Die gesamten finanziellen Mittel für Settingleistungen und Stiftung der beteiligten Träger werden in einem zentralen Fonds bei der neuen Stiftung gesammelt und von ihr verwaltet. Aus diesem einzurichtenden Fonds werden Projekte und Arbeitsgemeinschaften auf Landesebene finanziert. Aus Sicht der GKV ist die geplante Stiftung allerdings überflüssig und volkswirtschaftlich schädlich. Mehr Bürokratie und eine Mittelverschiebung werden befürchtet (Eberle 2007, S. 39f).

Die folgende Tabelle enthält die geplanten Ausgaben der einzelnen Sozialversicherungsträger für Prävention pro Versichertem in Euro aus dem Eckpunktepapier 2007.

	GKV	GRV	GUV	AV[2]	SPflV	Insgesamt
Insges.	3,57 (250 Mio.)	1,10 (57,1 Mio.)	0,38 (28,6 Mio.)	0,38 (28,6 Mio.)	0,20 (14,3 Mio.)	3,57 (350 Mio.)
davon für Setting und Stiftung	2,14 (150 Mio.)	0,66 (34,26 Mio.)	0,23 (17,16 Mio.)	0,23 (17,16 Mio.)	0,12 (8,58 Mio.)	3,38 (227,16 Mio.)

[2] muss noch mit dem Bundesministerium für Arbeit und Soziales abgestimmt werden

Quelle: Eckpunktepapier 2007, S. 4

Das Bundesministerium für Gesundheit (BMG) schreibt in seinem Eckpunktepapier, dass die Beträge angelehnt an den § 20 Abs. 2 SGB V jährlich angepasst werden sollen (Eckpunktepapier 2007, S. 4).

2.3 Die Rolle der Krankenkassen

Grundsätzlich bleibt die gesetzliche Verpflichtung der Krankenkassen primäre Prävention zu finanzieren erhalten (Begründung zum PrävG 2005, S. 6).

Insgesamt bleibt für kassenspezifische Angebote in Zukunft unter dem Strich weniger Geld übrig. Zwar wird das Ausgabenvolumen für Prävention nach § 20 SGB V auf 250 Mio. Euro im Jahr erhöht, also 3,57 Euro pro Versicherten, aber gleichzeitig werden für die kassenindividuellen Leistungen, durch die Abgabe an die geplante Stiftung, finanzielle Mittel fehlen. Von der Gesamtsumme (250 Mio. Euro) sollen 20 Prozent (50 Mio. €) an die „Stiftung Prävention und Gesundheitsförderung" abgegeben werden. Des Weiteren werden 100 Mio. Euro jeweils für Gemeinschaftsaufgaben in Lebenswelten (Settings) und kassenspezifische Präventionsmaßnahmen verwendet. Laut dem aktuellen Präventionsbericht der Spitzenverbände der gesetzlichen Krankenkassen von 2007, wurden bereits im Jahr 2006 ca. 3,30 € (232 Mio. €) pro Versicherten für präventive Maßnahmen von den Kassen ausgegeben. Die gesetzlich vorgeschriebenen 2,74 € wurden somit sogar übertroffen (Eberle 2007, S. 39 und Spitzenverbände der gesetzlichen Krankenkassen 2007, S. 1).

Die bisher von den GKVen durchgeführten wirksamen Projekte im Bereich der Prävention und Gesundheitsförderung sollen weiter ausgebaut werden. Hierbei sieht der Gesetzentwurf vor, dass lebensweltbezogene Maßnahmen auf Länderebene koordiniert und durchgeführt werden. Dazu treffen die Länder mit den einzelnen Sozialversicherungsträger Rahmenvereinbarungen. Die Zusammenarbeit der einzelnen Träger soll durch zweigeübergreifende Arbeitsgemeinschaften auf Länderebene und auch länderübergreifend gesichert werden. Wobei präventive Projekte als Gemeinschaftsaufgabe verstanden werden sollen und mit den Ländern und Kommunen abzustimmen sind.

Die Angebote der gesetzlichen Krankenkassen zur Prävention und Gesundheitsförderung werden in § 3 des Gesetzentwurfs geregelt. Es folgt eine kurze Übersicht über mögliche Angebote:

Primärprävention: "Aufklärung über Fertigkeiten zum individuellen Umgang mit Gesundheitsrisiken und -belastungen vor Krankheitseintritt oder Unterstützung bei der Veränderung individueller gesundheitsbezogener Verhaltenweisen"

Sekundärprävention: "Früherkennungsuntersuchungen oder Aufklärung und Beratung über die Inanspruchnahme, den Nutzen und gesundheitliche Risiken von Früherkennungsuntersuchungen"

Tertiärprävention: "Aufklärung und Beratung über Fertigkeiten zum individuellen Umgang mit gesundheitlichen Risiken und Belastungen, die sich in Folge von Erkrankungen ergeben oder Unterstützung bei der Entwicklung individueller Verhaltensweisen, um eine Verschlimmerung von Erkrankungen oder Behinderungen zu verhüten sowie Folgeerkrankungen vorzubeugen"

Gesundheitsförderung: "Unterstützung beim Aufbau sowie bei der Stärkung individueller gesundheitsbezogener Ressourcen und Fähigkeiten zur Vermeidung von Erkrankungen oder gesundheitsförderlicher Strukturen in Lebenswelten" (§ 3 PrävG 2005).

3 Auswirkungen auf die Gesundheitsberufe

Abschließend sollen in dieser Arbeit die möglichen Auswirkungen, die durch eine Stärkung der Prävention für die verschiedenen Gesundheitsberufe zu erwarten sind, anhand der pflegerischen Berufe aufgezeigt werden.

Die Prävention wurde bisher in der Ausbildung aller pflegerischen Berufe stark vernachlässigt. Dies lag zum einen an einer fehlenden Definitionsmacht der Pflege und zum anderen an Veränderungen in der gesundheitlichen Versorgung. Darüber hinaus wurden präventive und gesundheitsfördernde Aufgaben in andere Gesundheitsberufe oder Versorgungszweige verlagert. Auch der Gesetzgeber sah bislang nur wenige Aufgaben-, Tätigkeits- und Verantwortungsbereiche für die Pflegeberufe vor. Erkenntnisse und Konzepte über mögliche Ansatzpunkte für die Pflege im Bereich der Prävention und Gesundheitsförderung fehlen bis dato (Hasseler 2006, S. 166).

Mittlerweile sind Prävention und Gesundheitsförderung im Rahmen der neuen Approbationsordnung für Ärzte und des neuen Gesetzes über die Neuordnung der Berufe in der Krankenpflege ein fester Bestandteil des Lernplans geworden. Die Berufbezeichnung

Krankenschwester/Krankenpfleger wurde hierbei durch Gesundheits- und Krankenpfleger/in ersetzt (Hasseler 2006, S. 167). Dazu wurde das Verständnis von Pflege neu definiert. Demnach widmet sich Pflege nicht nur noch der Heilung von Erkrankungen, sondern auch präventiven, gesundheitsfördernden, rehabilitativen und palliativen Maßnahmen (Apitz & Winter 2004, S. 7). Aufgrund des Paradigmenwechsels in Pflegewissenschaft und Pflegepraxis gehen Winter und Kuhlmey davon aus, dass pflegerische Tätigkeiten gesundheitsförderliche Potenziale beinhalten und die Gesundheitsförderung als grundlegende Aufgabe der Pflege verstanden wird (Winter & Kuhlmey 2002 zit. n. Hasseler 2006, S. 170).

Derzeit werden verschiedene pflegewissenschaftliche Projekte durchgeführt, die sich mit dem Thema Prävention und Gesundheitsförderung auseinandersetzen und empirische Grundlagen und Nachweise liefern sollen. Ziel der pflegewissenschaftlichen Forschung sollte es sein, theoretische Grundlagen und Zielgruppen zu definieren sowie geeignete Strategien und Interventionen auf ihre Wirksamkeit und ihr Nutzen zu untersuchen. Wichtig für die Finanzierung von pflegerischer Prävention, ist zudem eine genaue Definition des Begriffs „pflegerische Prävention", um präventive Maßnahmen der Pflege in den Leistungskatalog mitaufnehmen zu können (Hasseler 2006, S. 170).

Nach Hasseler (2006) können Maßnahmen der primären Prävention beispielsweise Aufklärung und Beratung sowie Unterstützung pflegender Angehöriger oder die Durchführung präventiver Hausbesuche sein. Die Sekundärprävention könnte die Teilnahme an Disease-Management-Programmen oder die Palliativpflege beinhalten. Wundmanagement-, Inkontinenzmanagement, Demenzpflege- und Betreuung können dagegen Aufgabenfelder der Tertiärprävention sein. Die Gesundheitsförderung kann z. B. durch die Förderung und Unterstützung von sozialen Netzwerken ihrerseits ein weiterer Aufgaben- und Verantwortungsbereich der Pflege innerhalb der Prävention darstellen.

4 Zusammenfassung

Einen Überblick über die aktuellen Entwicklungen zur Prävention zu liefern war Ziel dieser Arbeit.

Im Anschluss an die gesellschaftlichen Probleme und Potentiale der Prävention wurden die verschiedenen Arten und Ebenen, die Primär-, Sekundär- und Tertiärprävention sowie die Gesundheitsförderung, auf denen gesundheitliche Maßnahmen wirken können erläutert. Es folgte eine Übersicht über den aktuellen Stand des geplanten Präventionsgesetzes. Erste Schritte sind getan, nur ein Präventionsgesetz fehlt bislang. Nach dem gescheiterten Präventionsgesetz von der damaligen rot-grünen Bundesregierung, hat die Große Koalition einen neuen Anlauf gestartet. Ein neues Eckpunktepapier für ein bundesweites Gesetz wurde bereits von Bundesgesundheitsministerin Ulla Schmidt vorgelegt. Die Finanzierung von Prävention und Gesundheitsförderung soll demnach durch alle Sozialversicherungsträger sichergestellt werden. Das Schlusskapitel dieser Arbeit zeigte, dass durch eine Stärkung von Prävention neue Perspektiven für die pflegerischen Berufe im Gesundheitswesen zu erwarten sind.

Abschließend bleibt festzuhalten, dass der vorliegende Gesetzentwurf ein erster wichtiger Ansatz ist, um die Prävention zur vierten Säule, neben Akutbehandlung, Rehabilitation und Pflege auszubauen. Soll Prävention gestärkt und langfristig im Gesundheitswesen verankert werden, ist ein Miteinander aller beteiligten Akteure erforderlich.

Literaturverzeichnis

Altgeld, T. Kolip, P. (2004): Konzepte und Strategien der Gesundheitsförderung. In: Hurrelmann, K. Klotz, T. Haisch, J. (Hg.): Lehrbuch Prävention und Gesundheitsförderung. Hans Huber Verlag, Bern, S. 41-51.

Apitz, R. Winter, S. F. (2004): Potenziale und Ansätze der Prävention – aktuelle Entwicklungen in Deutschland. Der Internist Band 45 (Heft 2), S. 1-15.

Arbeitsgemeinschaft der Spitzenverbände der gesetzlichen Krankenkassen (2007): Klares Ja zur Prävention – Nein zu mehr Bürokratie.
URL: http://www.gkv.info/gkv/index.php?id=603
eingesehen am 17.03.2008

Bertelsmann, H. (2007): Einführung in die Gesundheitswissenschaften. 1. Studientext des Weiterbildenden Fernstudiums Angewandte Gesundheitswissenschaften. Bielefeld, Magdeburg.

Brenner, H. Weyerer, S. Steinhagen-Thiessen (2002): Epidemiologie der Erkrankungen und Funktionseinschränkungen im hohen Alter. In: Bundesministerium für Familie, Senioren, Frauen und Gesundheit (Hg.): Vierter Bericht zur Lage der älteren Generation. Vierter Altenbericht. S. 130-158
URL: http://www.bmfsfj.de/bmfsfj/generator/RedaktionBMFSFJ/Abteilung3/Pdf-Anlagen/PRM-21935-4.-Altenbericht--Teil-1,property=pdf,bereich=,sprache=de,rwb=true.pdf
eingesehen am 10.03.2008

Bundesärztekammer (2008): Entwurf eines Gesetzes zur Stärkung der gesundheitlichen Prävention-Präventionsgesetz- und Begründung zum Gesetz (Stand: 02.03.2005).
URL: http://www.bundesaerztekammer.de/downloads/1920PraevG.pdf
eingesehen am 20.03.2008

Bundesministerium für Gesundheit und Soziale Sicherung (2005): Gesund in die Zukunft. Auf dem Weg zu einem Gesamtkonzept zur gesundheitlichen Prävention.
URL:http://www.bmg.bund.de/cln_040/nn_604242/SharedDocs/Download/DE/Themenschwerpunkte/Praevention/Praeventionskonzept-200405-pdf-7183,templateId=raw,property=publicationFile.pdf/Praeventionskonzept-200405-pdf-7183.pdf
eingesehen am 10.03.2008

Bundesministerium für Gesundheit (2008): Gesundheitliche Prävention.
URL: http://www.die-praevention.de/hintergrund/gesundheitliche_praevention/index.html

Bundesministerium für Gesundheit (2007): Eckpunkte für ein Präventionsgesetz.
URL: http://www.gutearbeit-online.de/archiv/zusatzinfos/eckpunkte_praeventionsgesetz_%202007_09_11.pdf
eingesehen am 12.03.2008

Bundesministerium für Gesundheit (2007): Prävention
URL: http://www.die-gesundheitsreform.de/gesundheitssystem/solidarisch
_versichern/pdf/praevention.pdf
eingesehen am 12.03.2008

Bundesministerium für Gesundheit (2006): Gesund altern- Prävention und
Gesundheitsförderung im höheren Lebensalter, S. 5-8.

Eberle, G. (2007): Mehr als ein zweiter Aufguss? In: Gesundheit und Gesellschaft 11/2007, S.
38-41

Hasseler, M. (2006): Potenziale pflegerischer Berufe in Prävention und
Gesundheitsförderung. In: Prävention und Gesundheitsförderung 3 (2006), S. 166-173.

Lauterbach, K.W. Stock, S. (2003): Kosten sparen durch Prävention – was ist realistisch?. In:
Gesundheit im Alltag (2003), S. 8-19

Robertz-Grossmann, B. / Prümel-Phillippsen, U. (2006): Nach dem gescheiterten
Präventionsgesetz. In: Prävention und Gesundheitsförderung 01/2006, S. 12-16.

Sachverständigenrat für die Konzertierte Aktion im Gesundheitswesen (2000/2001):
Gutachten 2000/2001 Bedarfsgerechtigkeit und Wirtschaftlichkeit.
URL: http://dip.bundestag.de/parfors/parfors.htm

Schwartz, F.W. Walter, U. (1998): Gesundheitsförderung und Prävention. In: Schwartz F.W.
Badura, B. Leidl, R. Raspe, H. Siegrist, J. (Hg.): Das Public Health Buch. Gesundheit und
Gesundheitswesen. Urban & Schwarzenberg, München, S. 141-170.

Spitzenverbände der gesetzlichen Krankenkassen (2008): Gesetzliche Krankenkassen bauen
Prävention und Gesundheitsförderung weiter aus / Spitzenverbände der Krankenkassen und
MDS legen Präventionsbericht 2007 vor.
URL: http://www.gkv.info/gkv/index.php?id=607
eingesehen am 17.03.2008

Winter, M. Kuhlmey, A. (2002): Prävention und Gesundheitsförderung in der Pflege.
Konzepte und Umsetzungsmöglichkeiten. In: Stöckel, S. Walter, U. (Hg.): Prävention im 20.
Jahrhundert. Historische Grundlagen und aktuelle Entwicklungen in Deutschland. Juventa,
Weinheim München, S. 266-272.

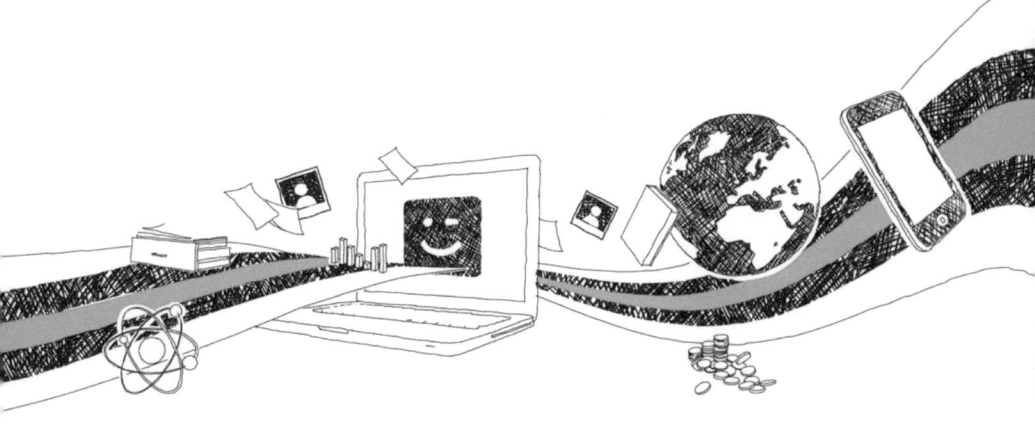
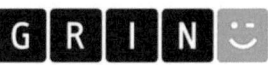